RECHERCHES

SUR L'ÉPISTAXIS

CHEZ LES TUBERCULEUX

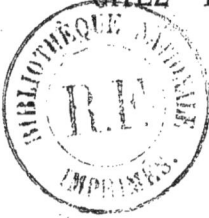

PAR

Floris BOUFFÉ,

Docteur en médecine de la Faculté de Paris.

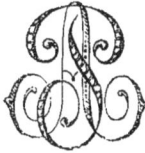

PARIS

A. PARENT, IMPRIMEUR DE LA FACULTÉ DE MÉDECINE

29-31, RUE MONSIEUR-LE-PRINCE, 29-31

—

1877

RECHERCHES

SUR L'ÉPISTAXIS

CHEZ LES TUBERCULEUX

PAR

Floris BOUFFÉ,

Docteur en médecine de la Faculté de Paris.

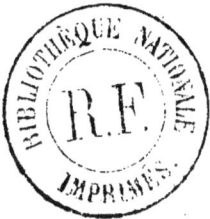

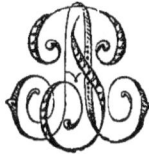

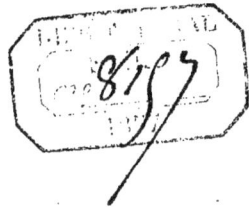

PARIS

A. PARENT, IMPRIMEUR DE LA FACULTÉ DE MÉDECINE

29-31, RUE MONSIEUR-LE-PRINCE, 29-31

—

1877

A MON PÈRE ET A MA MÈRE

A vous mon premier travail

A MES FRÈRES ET SŒURS

Témoignage de concorde et d'amour

A mon grand'oncle

HIPPOLYTE BERNON

A mon oncle et à ma tante

P. CAUSSADE

Reconnaissance.

A MES PARENTS

A mon excellent ami

M. LE DOCTEUR BERMOND
Chirurgien en chef honoraire de l'Hôpital St-André de Bordeaux.

Hommage de respectueuse reconnaissance.

A M. C. BURGUÈS

Dont les conseils m'ont toujours été si précieux.

Témoignage de profonde reconnaissance
et de sincère dévouement.

A mes premiers maîtres de l'Ecole de médecine
de Bordeaux

MM. LES DOCTEURS GINTRAC, ORÉ, LABAT

A M. LE DOCTEUR HAMEAU

A MON AMI J.-B. HENRIQUE

Souvenir affectueux
(1876-1877)

A M. LE DOCTEUR LE DENTU

Professeur agrégé à la Faculté de médecine

Souvenir de ses excellentes conférences cliniques

(Vacances de 1876.)

A M. LE DOCTEUR ARCHAMBAULT

Medecin de l'Hôpital des enfants

Qui a bien voulu mettre son service à ma disposition
pour compléter quelques recherches.

A M. LE DOCTEUR GRANCHER

Professeur agrégé à la Faculté de médecine
Médecin des hôpitaux

A mon Maître et Président de thèse

M. LE PROFESSEUR PETER

INTRODUCTION.

En prenant pour sujet de notre dissertation inaugurale « l'Epistaxis chez les tuberculeux, » nous avons voulu appeler l'attention sur un symptôme fréquent, connu de toute antiquité, banal même, pour ceux qui sont étrangers à la médecine; mais qui n'en offre pas moins, au point de vue du pronostic, une certaine importance, comme nous éspérons le démontrer dans cet essai.

La tâche que nous entreprenons ici, nous le savons, n'est pas aisée. En effet, c'est à peine si, dans les nombreux travaux, tant français qu'étrangers, que nous avons consultés, pour servir de guide à ce modeste travail, nous avons trouvé quelques lignes éparses, mentionnant le fait qui n'avait pu échapper à des hommes éminents; mais sur lequel, il me semble, ils ne se sont pas suffisamment arrêtés. Aussi, sachant la mesure de nos forces et accoutumé à nous en défier, est-ce avec une certaine hésitation que nous nous lançons dans une voie encore si peu battue; mais répéterons-nous avec Trousseau: mieux vaut marcher dans les ténèbres que de s'arrêter; aussi, puissions-nous, en basant cette étude sur les quelques faits trop rares, hélas! rapportés par les auteurs, en les discutant en y joignant les nôtres, et rapprochant de ceux-ci nos observations personnelles, être assez heureux pour apporter un faible rayon de lumière à ce point de la pathologie, très-vaste, il est vrai, mais que nous traiterons seulement dans ses rapports avec la tuberculose. Aucun ouvrage, aucun traité n'envisageant *exclusivement* la question, on nous saura gré, nous l'espérons, d'avoir réuni dans ce travail les quelques documents qu'il nous a été donné de recueillir. Trop heureux, si nos efforts peuvent fournir quelques

matériaux nouveaux à l'étude d'une question si intéressante.

Qu'il nous soit permis de remercier ici notre savant
maître, M. le professeur Peter, qui a bien voulu accepter la
présidence de notre thèse, et d'adresser à M. le Dr Grancher, professeur agrégé à la Faculté de Médecine , qui en
a été l'inspirateur , le témoignage public de notre reconnaissance, pour les conseils scientifiques qu'il nous a com-
muniqués avec cette bienveillance et cet empressement qui
lui sont naturels.

Nous croirions , en terminant ces quelques lignes d'in-
troduction, manquer à nos devoirs, si, au moment de livrer
ce modeste travail à l'appréciation de nos juges, nous ne
sollicitions ici toute leur indulgence ; ce n'est donc que,
confiant dans leur clémence , que nous oserons leur pré-
senter nos conclusions.

RECHERCHES

SUR L'ÉPISTAXIS

chez les tuberculeux

Les cas qui intéressent véritablement le médecin sont
ceux où l'observation le conduit à mieux voir au point de
vue de l'art qui est par-dessus tout le pronostic.

(PIDOUX. Etudes générales sur la phthisie.)

M. le professeur Peter dit, dans ses leçons de clinique
médicale, 1873, tome I. p. 790 :

Les hémoptysies de la tuberculisation pulmonaire peuvent être *initiales*, c'est-à-dire se montrer dès les premiers
temps de la maladie et avant tout symptôme bien pro-
noncé; *concomitantes*, ou de la période d'état de l'affection,
et elles se montrent alors au milieu d'un cortège de symptômes dès longtemps accusés et *ultimes*, ou de la période
de cachexie, alors qu'il existe des cavernes et parce qu'il
en existe.

Quoique j'eusse lu à l'époque de son apparition l'ouvrage
de mon illustre maître, je ne me souvenais plus de sa
division des hémopthysies de la tuberculisation pulmonaire, lorsque, étudiant le phénomène Epistaxis, je remar-
quai qu'on l'observait longtemps avant les débuts de la
tuberculisation, ou pendant l'évolution de celle-ci, et, enfin,

à la période dernière, que j'appelai « derminale. » Je fus donc agréablement surpris lorsque, quelques jours avant d'écrire ces lignes, je trouvai, en feuilletant son ouvrage, cette division des hémoptysies.

Aussi, suivrons-nous à peu près le même cadre et diviserons-nous notre sujet comme suit :

$$\text{Epistaxis} \begin{cases} 1^{o} \text{ Prémonitoires.} \\ 2^{o} \text{ Concomitantes.} \\ 3^{o} \text{ Terminales.} \end{cases}$$

Nous dirons quelques mots ensuite de la relation qui existe entre l'Epistaxis et les hémorrhagies des autres muqueuses, broncho-pulmonaire, anale, etc., chez les tuberculeux, et esquisserons brièvement l'historique de la question, à la suite de laquelle prendra place l'étude des conditions pathogéniques de l'Epistaxis, d'après les divers auteurs. Nous terminerons par le pronostic et les conclusions.

Mais, avant de passer outre, il est nécessaire que nous disions ce que nous entendons par « epistaxis chez les tuberculeux. » Nous désignons ainsi tout écoulement sanguinolent, apparaissant sans cause connue, appréciable, spontanément le plus souvent, se répétant surtout *fréquemment* pendant une période plus ou moins longue, e t coulant goutte à goutte par l'une ou l'autre narine ou par les deux à la fois ; écoulement cessant généralement de lui-même et ne nécessitant que fort rarement le tamponnement.

Cette définition étant donnée, nous passerons rapidement en revue nos observations qui sont la base de ce travail. Celles-ci, au nombre de vingt-quatre, dont dix-huit personnelles, prises dans les hôpitaux et en ville, où, vu la fréquence de la tuberculose, nous avons eu la bonne fortune d'observer quelques cas, nous permettront par leur nombre, nous le pensons, de bien asseoir les faits dont nous aborderons ensuite la discussion.

Nous résumerons nos observations qui, de même que les épistaxis seront divisées en trois sections et commencerons par donner d'abord une définition de *chacune d'elles*, que nous placerons en tête des observations.

§ I. PREMIÈRE SECTION. — *Epistaxis prémonitoires.*

Nous distinguons sous le titre d'Epistaxis prémonitoires, celles qui se montrent avant tout symptôme accusé de tuberculisation, que les épistaxis aient précédé de quelque temps seulement, ou de longtemps, des mois, des années, l'affection tuberculeuse. Ce sont, sans contredit, les plus importantes à notre point de vue. Ici dix observations, comprenant des sujets entre 16 et 42 ans.

L'observation I nous montre un jeune patissier de 16 ans, atteint depuis l'âge de huit à neuf ans, d'épistaxis revenant tous les ans en été. Il y est encore sujet au moment où est prise l'observation. A la suite d'une pneumonie dont la résolution n'a jamais été complète, craquements aux sommets, etc.

Résumé : Epistaxis fréquentes pendant 8 années consécutives. Tuberculose au bout de ce temps.

Dans l'observation II, qui est curieuse en ce sens que le patient ignorait lui-même l'affection dont il était atteint, nous pouvons noter des épistaxis légères qui se répètent assez souvent depuis trois ans. Elles ont commencé dans les montagnes de l'Auvergne, et, depuis que le sujet de l'observation a quitté son pays et qu'il habite Paris, les épistaxis ont continué à se manifester comme autrefois. En auscultant le malade, on perçoit des signes non douteux de tuberculose.

Résumé : Epistaxis répétées à des intervalles assez rapprochés pendant 3 ans de suite. Tuberculose commençante.

L'observation III est aussi très-intéressante. Prise en
ville, elle nous apprend que le jeune homme dont il est
question est très-sujet aux coryzas et qu'il avait des épistaxis continuelles depuis l'âge de dix ou onze ans. Très-
délicat, d'une constitution débile, il n'a jamais été malade
jusqu'au jour où survint une hémoptysies. Il est naturelle-
ment trop tard, car il meurt, au bout de deux mois, malgré
tous les secours de l'art.

Résumé : Pendant 7 ou 8 ans, épistaxis fréquentes se montrant
au milieu d'une bonne santé relative. Tuberculose à
marche rapide. Mort en 2 mois.

L'observation IV, venant de la ville également ne diffère
de la précédente que par le sexe du sujet. En effet, il s'agit
d'une jeune personne de 19 ans qui a eu, selon la famille ,
des saignements de nez comme toutes les jeunes filles,
depuis l'âge de 14 à 15 ans, et qui est prise subitement pendant son séjour à une station balnéaire, au milieu d'une
santé excellente , d'une hémoptysie inquiétante par son
abondance et sa durée. L'hémorrhagie se manifeste de nouveau environ vingt jours après la première. Tuberculose
à marche rapide devant laquelle deux de nos célébrités
médicales restent impuissantes. Mort au bout de 8 mois.

Résumé : Epistaxis légères qui ont à peine attiré l'attention
se manifestant pendant 4 ans de suite. Tuberculose.
Phthisie. Mort en quelques mois.

Prise dans le service de M. Hérard, à l'Hôtel-Dieu, l'observation V nous montre une jeune femme de 28 ans , qui
est cuisinière depuis 4 ans seulement et qui vient réclamer
des soins pour un gros rhume (*sic*). Cette malade, sujette
à s'enrhumer l'hiver, a été prise subitement d'une épistaxis abondante, il y a 10 ans.

Elle eut même de la peine à l'arrêter. Depuis cette

époque, elle a remarqué qu'elle saignait souvent du nez, avec cette différence que jamais aucune épistaxis ne fut comparable, comme durée, à celle qui ouvrit la scène.

Résumé : Épistaxis fréquentes pendant dix années consécutives, commençant un an après la menstruation bien établie. Tuberculose (1).

L'observation VI (2), relative à un boulanger âgé de 32 ans, est curieuse également. Que trouvons-nous ici ? Deux muqueuses se partager l'hémorrhagie. Celle-ci alterne et, quoiqu'elle ait débuté dans ce cas comme dans les précédents, par la pituitaire, à l'âge de 16 ans, l'épistaxis cesse après deux ans, et le malade est atteint d'une hémorrhagie grave qui dure deux mois. Il avait, à cette époque, 21 ans. Trois ans plus tard, nouvelle hémorrhagie qui dure un mois. Il est atteint de nouveau à 27 ans ; mais, cette fois l'hémorrhagie anale ne dure que quinze jours. Enfin, à 30 ans, quatrième hémorrhagie, durée quinze jours.

Résumé : Après des épistaxis répétées pendant 3 ans dans l'adolescence, ce malade est atteint quatre fois d'hémorrhagie anale dans une période de 12 ans. Et à 32 ans : tuberculose manifeste.

Intéressante, parce qu'elle semblerait nous révéler une influence héréditaire, l'observation VII (3) nous montre une lingère de 33 ans, phthisique au dernier degré, et qui est sujette à des épistaxis qui se répètent presque mensuellement depuis l'âge de la puberté. La tuberculose s'est développée chez elle, paraît-il, à l'époque de la guerre 70-71. Dans cette même année 1871, hémoptysie légère. Les épistaxis

(1) On remarquera que dans cette observation comme dans les quatre qui précèdent, les malades n'ont jamais eu l'attention éveillée par leurs épistaxis et que celles-ci ont commencé longtemps avant l'évolution de la tuberculose.

(2) Prise à l'Hôtel-Dieu, service de M. Hérard.

(3) Service du professeur Peter, à l'hôpital Saint-Antoine.

cessent alors. La menstruation régulière jusqu'au développement de la tuberculose, n'a jamais été troublée ni dimi-
nuée malgré les épistaxis. Cette malade nous apprend que
son père a toujours (*sic*) saigné du nez et qu'il est mort, à
l'âge de 67 ans, d'une pneumonie (?).

Résumé : Epistaxis se répétant presque mensuellement malgré la menstruation pendant une période de 10 ans.
Tuberculose. Phthisie.

L'observation VIII (1), aussi intéressante que la précédente,
le sujet ayant toujours été placé dans de bonnes conditions
hygiéniques, nous fait voir un homme de 42 ans, qui a eu
dix-sept frères et sœurs qu'il a presque tous perdus. Deux
seulement survivent avec lui. Ainsi, deux de ses sœurs sont
mortes à l'âge de 21 ans : l'une phthisique, l'autre cardiaque (?). La troisième est morte subitement. Il a perdu
un frère également, à l'âge de 21 ans, de *dysenterie*. Enfin
les autres sont morts en bas âge.

Cet homme a eu des épistaxis répétées depuis l'âge de 7
jusqu'à 15 ans. Elles ont cessé alors, et quelques années
plus tard il a remarqué qu'il était sujet à s'enrhumer l'hiver ; c'est probablement à ce moment que la tuberculose
aura évolué chez lui, car aujourd'hui il est phthisique.

Résumé : Epistaxis fréquentes pendant 7 ou 8 ans de suite ; à
l'adolescence. Tuberculose. Phthisie.

Nous pouvons rapprocher le fait suivant, observation IX (2),
du précédent. En effet, il s'agit ici d'un homme de 42 ans
qui a eu des épistaxis pendant sa jeunesse, de dix-sept à
vingt-deux ans. Sujet aux bronchites, il en eut une grave
en 1870, et c'est probablement à ce moment que commença
la tuberculose. Ce malade est aujourd'hui phthisique.

(1) Hôtel-Dieu, service de M. Hérard·
(2) Idem.

Résumé : Epistaxis pendant l'adolescence, se répétant durant une période de 4 à 5 ans. Tuberculose. Phthisie.

L'observation X (1) ayant beaucoup de rapports avec la 6ᵉ, est relative à un jeune homme de 27 ans, coloriste, qui a des épistaxis depuis l'âge de 7 ans jusqu'à 24. A ce moment elles se suppriment et il est atteint d'hémorrhagie anale durée de celle-ci quinze jours. Un mois et demi après sa guérison, nouvelles épistaxis qui reviennent principalement en été, comme par le passé. Aujourd'hui tuberculose en voie d'évolution.

Résumé : Epistaxis revenant tous les ans pendant 9 années consécutives. Elles sont remplacées en été hémorrhagie anale, puis reprennent bientôt comme autrefois. Tuberculose au bout de ce temps.

Avant de passer à la seconde section d'épistaxis, ou *concomitantes*, quelques observations nous serviront de transition contre ces deux variétés. Elles contiennent, en effet, des épistaxis prémonitoires et concomitantes. Leur place était donc marquée ici.

L'observation XI nous révèle l'existence d'épistaxis, depuis l'âge de 14 ans jusqu'à 17 ou 18 ans, chez une jeune fille aujourd'hui âgée de 24 ans. Huit jours avant de me consulter, après une absence complète d'hémorrhagie pendant six ans, elle est atteinte d'une nouvelle épistaxis qui dure presque un jour. A l'auscultation, nous trouvons des craquements humides (2).

Résumé : Epistaxis fréquentes à l'âge de la puberté pendant 4 ou 5 ans. Tuberculose. Epistaxis pendant l'évolution de celle-ci.

(1) Pitié, service du professeur Peter.
(2) Il est à remarquer que cette malade n'a jamais eu d'hémoptysie La mentruation n'a jamais non plus été troublée.

Bouffé. 2

Très-intéressante au point de vue de l'abondance et de la durée de l'épistaxis, l'observation XII se rapporte à un homme de 30 ans, marié depuis cinq et ayant une certaine aisance. Ce malade a eu des épistaxis pendant sa jeunesse, mais il n'ose rien préciser quant à l'époque de leur apparition. Sujet à s'enrhumer l'hiver, il a été atteint plusieurs fois de bronchites. Depuis le printemps de 1877, il toussait plus que d'habitude, lorsqu'il fut pris subitement, au mois de juin, d'une épistaxis qui commença à 4 heures P. M., et qui ne s'arrêta, malgré tous les moyens employés, que le lendemain à 5 heures du matin (1).

Résumé : Epistaxis légères pendant la jeunesse. Tuberculose. Epistaxis nouvelles pendant l'évolution de celle-ci.

L'observation XIII, relative à un homme depeine âgé de 45 ans, couché dans le service de M. Hérard, à l'Hôtel-Dieu, est aujourd'hui phthisique. Ce malade est sujet aux épistaxis depuis l'âge de 12 à 15 ans. Très-accoutumé à ce genre d'accident, il n'y fait plus la moindre attention. Il a remarqué pourtant que pendant son dernier rhume (2) (*sic*), les épistaxis ont duré plus que d'habitude.

Résumé : Epistaxis pendant une période de 20 ans environ avant la tuberculose; elles durent encore aujourd'hui pendant le cours de cette affection.

§ 2. *Épistaxis concomitantes.*

Sous ce titre sont comprises les épitaxis apparaissant en même temps que les symptômes thoraciques ou autres d'une tuberculose en voie d'évolution. Ici nous trouvons cinq observations. Nous les résumerons en quelques lignes.

Dans l'observation I, il s'agit d'une jeune femme de

(1) Jamais d'hémoptysie ni d'hémorrhagie anale.
(2) Poussée phymique.

22 ans, cuisinière, qui, atteinte d'une pelvi-péritonite, se trouvait dans le service de M. Hérard. Au bout de quelque temps de séjour à l'hôpital (elle était déjà presque rétablie), cette malade remarque qu'elle était atteinte, au moins trois fois la semaine, d'épistaxis. Celles-ci duraient depuis un mois lorsque nous observâmes cette jeune femme (1). A l'auscultation, expiration prolongée, craquements secs.

L'observation II est extraite de l'ouvrage de Pidoux sur la Phthisie. L'auteur rapporte l'observation d'une jeune fille qu'il vit avec Trousseau, et chez laquelle, avant l'apparition des symptômes broncho-pneumoniques, on pouvait croire à une manifestation gastrique et muqueuse. Il signale alors des épistaxis.

M. Empis, dans son *Traité de la granulie*, nous fournit l'observation III. Elle se rapporte à une belle fille de 24 ans, cuisinière, qui, atteinte de granulie à forme typhoïde, avait saigné plusieurs fois du nez et assez abondamment, ce qui ne lui arrivait presque jamais. Le lendemain nouvelle épistaxis.

L'observation IV nous est encore fournie par M. Empis. Il s'agit ici d'une jeune fille de 21 ans, marchande de sabots, qui depuis huit jours a contracté une bronchite. Cette malade raconte avoir saigné plusieurs fois du nez depuis huit jours. Deux jours après son entrée à l'hôpital, nouvelle épistaxis.

L'observation V, que nous avons prise dans le service du professeur Peter, à Saint-Antoine, nous montre une jeune femme de 20 ans, accouchée depuis un mois et qui, au huitième mois de sa grossesse, fut prise d'une épistaxis assez abondante, mais qui fut de courte durée. Cette malade, examinée par le professeur, est aux débuts d'une tuberculose.

§ 3. *Épistaxis terminales.*

Nous avons ainsi dénommé les épistaxis qui se produisent à la période dernière de la phthisie pulmonaire.

(1) La menstruation avait reparu.

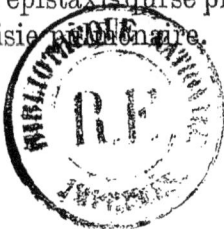

Une observation, résumée en peu de mots, complétera notre définition.

Observation I. Leudet, parlant d'une ouvrière en parapluies âgée de 20 ans, rapporte que cette malade eut, quelques jours avant sa mort, une épistaxis qui se répéta pendant presque toute la journée et nécessita le tamponnement.

Nous aurions pu augmenter singulièrement ce travail en résumant ici toutes les observations de malades que nous avons interrogés. Mais ce serait, nous croyons, nous perdre dans des détails inutiles ; nous n'avons même donné ici que la relation des faits les plus propres à mettre en lumière le symptôme que nous voulons faire ressortir; mais, avant de passer à la discussion de ces faits, nous placerons ici deux observations, dont l'une nous paraît extrêmement intéressante.

Dans l'observation I, il s'agit d'un tanneur de 36 ans qui assure n'avoir pas eu d'épistaxis, mais qui se rappelle fort bien avoir été atteint d'hémorrhagie anale, à trois reprises différentes, pendant une période de quinze mois. Bientôt après survint une hémoptysie. L'auscultation révèle une tuberculose commençante.

L'observation II, bien plus intéressante, se rapporte à un tonnelier âgé de 33 ans. Ici, le premier symptôme qui frappe le malade, c'est une hématurie. Pris subitement, au théâtre, d'une envie impérieuse d'uriner, il est forcé de quitter la salle et, à son grand étonnement, ne peut se satisfaire. Le lendemain, tous les accidents ont disparu et le malade ne se ressent de rien. Trois semaines après, nouvelle hématurie. Vingt jours après cette dernière, troisième hématurie. Enfin, quatre mois s'écoulent, et au moment où le malade croyait être guéri, quatrième hématurie. A son entrée à l'hôpital, on constate un testicule tuberculeux et des signes non équivoques de tuberculose pulmonaire.

CONSIDÉRATIONS GÉNÉRALES.

HISTORIQUE. — DISCUSSION.

Symptomatologie.

Les faits que nous venons d'exposer succinctement sont si concluants qu'il semblerait que nous pussions nous dispenser d'y ajouter des commentaires. Que trouvons-nous donc dans les observations précitées ? Partout une analogie de symptômes, une similitude de début qui frappe ; partout un point de départ le même : l'épistaxis. Dans le plus grand nombre des cas, c'est elle qui ouvre la scène, et lorsqu'elle vient à manquer, nous voyons une autre muqueuse se charger du rôle de produire l'hémorrhagie. Tantôt (obs. 6, cl. 1) c'est l'hémorrhagie anale ; d'autres fois (obs. 2, cl. 4) des hématuries, sans parler des autres muqueuses, comme si l'affection qui lui succédera bientôt ne voulait pas s'installer dans l'organisme sans s'être préalablement annoncée ! Fait en apparence bizarre, mais qui n'en est pas moins exact, et dont l'importance ne nous échappera pas désormais : fait dont on n'a pas, jusqu'ici, tenu un compte suffisant, croyons-nous. M. Sorre (1), dans sa thèse inaugurale, page 44, nous l'indique bien ; mais, comme on le verra plus loin, nous ne pouvons admettre complétement sa proposition : « L'un des caractères, dit cet auteur, les plus remarquables sans contredit des épistaxis constitutionnelles, caractère qui lui est commun, du reste, avec toutes les hémorrhagies qui rentrent dans cette catégorie, ce sont les *déviations* fréquentes auxquelles elles sont soumises. Nous avons déjà vu que quand elles se supprimaient subitement et intempestivement, il pouvait se manifester des hémoptysies. » Cette dernière phrase de l'auteur nous paraît être en contradic-

(1) Thèse de Doct. Epistaxis, sa valeur séméiotique.

tion avec ses premières lignes, où il avance que les épistaxis constitutionnelles sont sujettes à des déviations fréquentes. Cette assertion est certaine, nous n'en doutons
pas ; aussi ne voyons-nous pas pourquoi il ajoute : « lorsqu'elles viennent à se supprimer subitement et intempestivement. » Qui ne sait, en effet, que lorsqu'une hémorrhagie vient à se supprimer subitement, une congestion s'opère
dans un autre organe et peut même aller jusqu'à la rupture
des vaisseaux. Prenons les hémorrhagies les plus com-
munes, les menstrues. Quel est le praticien, quel est l'élève
un peu instruit qui n'ait été témoin d'un fait de ce genre,
d'une de ces déviations, d'une de ces hémorrhagies qu'on
a appelées supplémentaires ? Gendrin (1) nous fournit un
curieux exemple de ces déviations. Il cite une famille dans
laquelle toutes les filles ont été atteintes, durant trois gé-
nérations, d'hémorrhagies utérines, revenant régulièrement
entre six et huit ans. Une seule de ces filles en a été
exempte, mais elle a eu des *épistaxis* fréquentes qui n'ont
cessé que deux ans après l'établissement des règles.

Trousseau (2) nous a laissé également une observation
intéressante : « J'ai, dit-il, parmi mes plus vieilles amies,
une dame, mère d'un médecin fort distingué. Dans son enfance, elle a eu des accès de somnambulisme ; depuis elle a
toujours été sujette à des accidents nerveux les plus
bizarres. Aujourd'hui elle éprouve encore, du côté de la
peau, à l'occasion de la moindre émotion, des congestions
partielles qui donnent aux téguments une couleur écarlate
persistant quelques minutes. Jusqu'à l'âge de la ménopause,
elle a éprouvé des ménorrhagies qui ont inspiré souvent de
véritables craintes. Vers l'âge de 30 ans, elle avait eu des
hémoptysies si abondantes et accompagnées d'une gêne de
la respiration, d'une dyspnée si grande, que mon savant
ami, M. le professeur Andral, bien que n'ayant jamais con-

(1) Genèse des hémorrhagies. Th. inaug. par Bougon.
(2) Clinique méd., t. I, p. 697.

staté aucun signe physique de tuberculisation, jugea opportun de l'envoyer aux Eaux-Bonnes. »N'en est-il pas de même pour les hémorrhoïdes? Que d'auteurs ont signalé, à la suite d'une suppression brusque de celles-ci, des congestions pulmonaire, cérébrale, ou autre. L'indication est formelle dans ce cas : rappeler l'hémorrhagie. En sera-t-il de même lorsqu'il s'agira d'une épistaxis? L'auteur ne nous le dit pas. Il est impossible, selon nous, de s'arrêter à une telle pensée.

Le Dr Génie (1) est plus précis. Dans une thèse récente, il s'exprime ainsi :

« A l'âge adulte, il n'est point rare de voir disparaître une épistaxis qui s'était montrée, avant cette période, avec une certaine abondance et une grande fréquence pour être remplacée par des hémoptysies, et avec elles par tous les phénomènes morbides de la phthisie pulmonaire. »

Mais ce fait était aussi connu des anciens. Hippocrate dit dans ses aphorismes :

« (On observe), à un âge encore plus avancé et à l'apparition de la puberté, des épistaxis. »

Et plus loin :

« Chez les jeunes gens de 21 à 25 ans, des hémoptysies, des phthisies (2). »

Frédéric Hoffmann, dit Sorre (3), y insiste à plusieurs reprises :

« *Frequentia nimis narium stillicidia pucris, juvenibus* « *adultis pectoris morbos inducit, hæmoptysin et phthi-* « *sin.* »

C'était également la manière de voir de F. Frank :

« Les jeunes gens qui sont sujets à des hémorrhagies trop

(1) De l'Epistaxis. Th. inaug. Paris 1876.
(2) Hipp. Aphor 27 et 29, sect. V.
(3) Ouvrage cité.

fréquentes, qui reviennent pour les moindres causes, ont a craindre l'hémoptysie (1). »

Esquirol (2) n'est pas moins explicite. Si l'epistaxis devient abondante, si elle affaiblit trop, on doit craindre, dit-il, l'hémoptysie et plus tard l'hydropisie et surtout la phthisie pulmonaire. Et plus loin : « Les phthisiques sont sujets à rendre quelques gouttes de sang par le nez (3) ». Rochoux, dans le Dictionnaire en 30 volumes, s'exprime ainsi (4) : « Les fréquents retours de l'épistaxis à l'époque de la puberté font, dit-on, craindre que si elle vient à se supprimer, il n'en résulte plus tard des hémoptysies opiniâtres et, par suite, une véritable phthisie pulmonaire. » Chomel également avait observé des épistaxis chez les tuberculeux ; mais son attention avait été plutôt portée vers celles qui sont liées au rhumatisme. Trousseau avait de même été frappé, dit Martineau (5), de cette coïncidence et il ne manquait jamais d'appeler l'attention de ses élèves sur ce point important. Les auteurs modernes, MM. les professeurs Peter, Jaccoud, MM. Guéneau de Mussy, Pidoux, Grancher et autres, ont également noté ce fait.

Enfin MM. Hérard et Cornil, dans leur Traité de la phthisie pulmonaire, p. 410, se demandent si c'est en vertu d'une diathèse particulièrr héréditairement acquise, qu'on voit des hémorrhagies s'effectuer par diverses voies, telles que les fosses nasales, etc.

Les épistaxis constitutionnelles sont donc, nous le répétons avec Sorre, sujettes à des *déviations*; mais l'auteur semble donner à ce mot une autre signification que celle

(1) On pourrait se demander si Frank n'a pas voulu, dans ces lignes, parler de l'hémophilie.

(2) Dict. des Sc. méd., p. 60.

(3) Idem, p. 601.

(4) Rochoux, Dict. en 30 vol., t. XII, p. 204.

(5) Martineau. Art. Epistaxis dans Dict. de méd. et de chir. prat. p. 638.

que nous lui accordons. Pour Sorre, il faut qu'il y ait
« suppression brusque et intempestive de l'épistaxis » et il
indique « l'hémoplysie » comme conséquence. Pour nous
qui avons fait de longues recherches à ce sujet, nous ne
pensons pas qu'une suppression de l'épistaxis soit nécessaire. Il n'y aurait rien d'extraordinaire dans ce cas ; celle-ci
rentrant dans la règle des hémorrhagies supplémentaires.
Nous croyons donc que le fait qu'on observe est le suivant :
l'épistaxis fait défaut dans certains cas, et alors l'on voit,
non pas l'hémoptysie seulement se manifester, mais l'hémorrhagie se produire par une autre muqueuse, souvent
c'est une hémoptysie, tantôt une hémorrhagie anale qui
peut durer des jours et des mois, d'autres fois, ce sont des
hématuries.

Peut-être nous objectera-t-on que nos recherches ont été
favorisées par une série heureuse, comme on en voit souvent, et que notre jugement prématuré pourrait ne pas être
empreint de cet esprit de rigoureuse observation si nécessaire pour avancer un fait nouveau. Nous ne le pensons
pas. Il serait bien surprenant, en effet, que des nombreux
malades qu'il nous a été donné d'interroger (plus de qua-
rante), les trois quarts au moins, nous n'hésitons pas à le
dire, les trois quarts nous eussent présenté le symptôme
« épistaxis. »

Nous ne parlons ici bien entendu que des tuberculeux (1),
car, comme on le sait, les épistaxis sont fréquentes dans les
affections d'un grand nombre d'organes du foie (Gendrin,
Monneret), de la rate (Martineau), du cœur (Bouillaud),
des reins (Bright, Tood, Rayer, Pidoux), au début de la
dothiénentérie, des fièvres éruptives, (épistaxis utérines

---

(1) Notre statistique, pour être complète, c'est une lacune que nous
regrettons dans notre travail, aurait dû porter sur un plus grand
nombre de cas : et alors j'eusse pu consigner ici la relation qui existe
entre l'épistaxis et la tuberculose d'une part, et l'épistaxis dans les
autres affections et même dans l'état de santé, d'autre part.

E. Gubler), dans le cours du rhumatisme (Millard, Bazin), dans l'asthme (G. Sée), dans la coqueluche (Trousseau), etc., ou même peuvent être spontanées et résulter d'un état de pléthore.

Dans ce cas, les hémorrhagies nasales se rencontrent chez des sujets gros, forts, bien musclés, à tempérament sanguin. Mais quelle différence de ces épistaxis à celles qui sont liées à la tuberculose ! Ici, point de prodromes ; le patient ne se doute de l'hémorrhagie que lorsqu'il est en présence du sang ; jamais ou presque jamais ce cortège qui accompagne certaines épistaxis : céphalalgie, congestion de la face, bouffées de chaleur montant au visage, prurit même des fosses nasales, etc.; au contraire, dans le cas qui nous occupe, l'hémorrhagie pourrait être rangée dans cette classe que l'on appelle « essentielle », et qui, par sa rareté, est devenue presque un mythe, aujourd'hui, que, grâce aux progrès scientifiques, les phénomènes trouvent une meilleure explication ; mais comme on le verra, lorsque nous traiterons la question de la pathogénie, nous préférerons nous rattacher à une autre opinion et donner à ces épistaxis une dénomination moins vague et plus en rapport avec les données de la science actuelle.

L'épistaxis ouvre la scène, avons-nous dit ; elle peut aussi la terminer, comme nous l'avons vu dans une des observations résumées ; quelques autres qu'on trouvera détaillées à la fin de ce travail donneront une idée complète de ces épistaxis que nous avons appelées « terminales ». Mais comme ces hémorrhagies de la période de phthisie ne sauraient avoir pour nous que la notion du foit, l'intervention ne pouvant être que palliative dans ce cas, nous laisserons de côté ces hémorrhagies pour nous occuper des épistaxis prémonitoires. Celles-ci offrent un intérêt particulier, car reconnues à temps, détachées du grand groupe des hémorrhagies, diagnostiquées enfin, elles permettront au médecin de soigner, de prévenir peut-être des catastrophes quasi-certaines. Quels sont donc les caractères principaux des épistaxis prémonitoires ? Ceux-ci sont nombreux.

1° Leur *fréquence*. — Il est rare d'en observer quelques-unes et de voir la tuberculose apparaître plus tard. Nous disons « rare » n'osant nous fier encore à notre jeune expérience pour rien affirmer ; mais si nous voulions absolument nous tenir à nos observations, nous pourrions dire sans crainte que jamais les tuberculeux examinés par nous, ne nous ont accusé quelques rares épistaxis. Au contraire, on les observe pendant une longue période ; elles se répètent fréquemment pendant des mois, des années, et c'est même là le caractère qui servira à les distinguer.

2° *Durée*. — N'ayant pu observer nous-même les malades au moment où ils étaient atteints d'épistaxis, sauf l'Auvergnat qui fait le sujet de l'obs. II, et, en cela, le récit que m'ont fait les malades corroborait avec ce que j'ai constaté *de visu*, les hémorrhagies nasales ont une durée qui généralement varie entre 5 et 15 minutes. Il est pourtant des exceptions, comme nous l'apprend l'obs. XIII, où l'épistaxis dura presque douze heures (1).

3° *Abondance*. — Le temps pendant lequel a lieu l'hémorrhagie étant généralement court et celle-ci se faisant, comme nous l'avons établi dans notre définition générale, goutte à goutte, l'abondance ne pourra jamais qu'être relative.

4° *Age*. — Il n'est pas indifférent de rechercher à quelle époque de la vie se produisent les épistaxis chez un sujet

(1) Nous ferons remarquer à ce sujet que l'épistaxis dont il s'agit ici faisait déjà partie de la variété que j'ai appelée de « transition » entre les épistaxis prémonitoires et les épistaxis concomitantes.

prédisposé à la tuberculose. Nos observations nous indi-
quent toutes l'enfance et l'adolescence. C'est vers l'âge de
7 ou 8 ans (1) qu'elles commencent et atteignent leur plus
grande fréquence dans l'adolescence. Souvent même chez
la femme, l'instauration de la menstruation marque leur
début (2).

5° *Saison*. — Le résultat de nos recherches nous apprend
que le printemps et l'été, c'est-à-dire les saisons les plus
chaudes de l'année, sont l'époque où se produisent plus
particulièrement les épistaxis prémonitoires. Faudrait-il
admettre avec Stoll (3) qu'elles sont dues au passage brusque de l'hiver à une température chaude et humide, ou ne
voir ici que l'influence fâcheuse de la fin de l'hiver, aux
fatigues, aux veilles qu'elle provoque dans presque toutes
les classes de la société?

PATHOGÉNIE.

Les conditions pathogéniques de l'épistaxis chez les
tuberculeux étant les mêmes que celles des autres hémorrhagies, cette étude ne nous arrêtera pas longtemps, devant
nous contenter de rapporter ici les diverses opinions propo-
sées par de plus habiles et surtout de plus compétents que
nous. Nous dirons surtout celle à laquelle des théories
émises nous croirons devoir nous rattacher.

Ne verrons-nous dans l'épistaxis, comme l'eût pensé
Broussais, que l'éveil et l'enchaînement de la sympathie;
le poumon, qui, irrité par des tubercules, envoie son

(1) La mémoire des malades pourrait bien leur avoir fait défaut,
car je vois dans le moment en ville un enfant de 5 ans 1/2 très-lympha-
tique et qui a été atteint pendant les grandes chaleurs de cet été
plusieurs fois d'épistaxis.

(2) Voir à ce sujet l'observation VII, sect. I.

(3) Rat. Méd., t. III, p. 48.

cri de souffrance retentir sur la pituitaire, théorie qu'il suffit de mentionner pour en faire ressortir l'explication par trop fantaisiste; ou penserons-nous, avec les auteurs du Compendium de médecine, qu'il existe chez les tuberculeux une altération du sang qui permet à celui-ci de *transsuder* à travers les parois des vaisseaux? MM. Hérard et Cornil, moins précis à cet égard, se demandent, en parlant du sang, s'il n'existe pas dans la phthisie pulmonaire une modification constante du chiffre de ces principes constituants. Il vient d'être répondu à cette question, posée il y a déjà quelques années, par l'affirmative. En effet, dans un travail récent, le docteur Meunier (1) rapporte l'observation d'une tuberculose aiguë, et dit dans ses réflexions : « L'intéressant de ce tableau est de voir tous les éléments du sang *diminuer de jour en jour*, à l'exception des globules blancs, qui augmentent progressivement jusqu'à la mort. » Le même auteur ajoute dans ses conclusions, page 57 : « Le chiffre des globules rouges va constamment en diminuant. » Ou dirons-nous, avec MM. Bouchard (2) et Leudet (2), qu'il peut se manifester dans le cours de la phthisie pulmonaire une diathèse hémorrhagique caractérisée notamment par la production, à la surface de la peau, de pétéchies et d'hémorrhagies par les muqueuses; ou préférerons-nous voir dans l'épistaxis une hémorrhagie produite par l'irritation nerveuse qui peut, selon M. Bouchard, se réfléchir suivant le point irrité, ou suivant l'enchaînement anatomique des éléments nerveux provoquer la congestion et rompre les vaisseaux dans un autre organe; ou partager l'avis de M. Barth, qui dit : « Les ulcérations des voies aériennes sont fréquentes dans la phthisie pulmo-

(1) A. C. Meunier. Etude parallèle des globules roses et blancs du sang dans quelques maladies aigües, p. 14. Th. inaug. Paris 1877.

(2) Bouchard. Pathogénie des hémorrhagies. Th. d'agrég. Paris 1869, page 146.

(3) Leudet. Gazette Méd. de Paris, 1859, page 814.

naire; que le plus souvent, quand on les rencontre, elles
coïncident avec cette dernière affection, et peuvent être
considérées comme *tuberculeuses ;* que beaucoup plus rarement elles existent indépendamment de toute lésion du
poumon, et que, dans ce dernier cas, un petit nombre
d'entre elles présentent les caractères des ulcérations *sim-
ples* dues à une cause catarrhale, sans dépendance d'aucune
altération organique (1). »

« La muqueuse des voies aériennes, dit Grisolle (2), a
une grande tendance à s'ulcérer dans presque toute son
étendue pendant le cours de la phthisie pulmonaire. »
« Louis, en outre, a démontré, ajoute-t-il quelques lignes
plus bas, que les ulcérations du conduit aérien sont beaucoup plus fréquentes chez l'homme que chez la femme; il
a prouvé que cette lésion était presque spéciale aux sujets
phthisiques, puisqu'il ne l'a constatée qu'une fois sur près
de 700 individus non tuberculeux ayant succombé à diverses maladies chroniques. »

Enfin, avec M. le professeur Peter (3), ne considérerons-
nous l'épistaxis, chez les tuberculeux, que comme
« l'exemple et la démonstration d'une hémorrhagie paraphymique, c'est-à-dire la fluxion se faisant à une plus ou
moins longue distance du tubercule. »

Il est impossible de ne pas reconnaître qu'il n'y ait du
vrai dans toutes les théories que nous venons de passer en
revue. En effet, nous savons aujourd'hui qu'il existe une
altération du sang dans la tuberculose; mais, comme il
n'est nullement prouvé encore, malgré les expériences qui
ont été faites en Allemagne et en France dans ces dernières
années, que les globules du sang peuvent, sans qu'il y ait
rupture de la paroi des vaisseaux, quitter celle-ci pour se
faire jour à l'extérieur, nous n'admettrons pas la transsu-

(1) Barth, Arch. de méd., t. V, 1839.
(2) Grisolle, Path. int., t. II, p. 523.
(3) Clin. Méd., t. I, p. 792.

dation de ces globules à travers les parois capillaires. Nous croyons donc, avec notre maître, que le tubercule, résultat d'un trouble de la nutrition, qui s'engendre lentement, reste ainsi à l'état latent et devient la cause d'une irritation qui, d'abord périphérique, s'étend au loin au bout d'un certain temps et cause la congestion paraphymique. Celle-ci, portant sur les capillaires de la pituitaire, d'une extrême ténuité, produira comme conséquence, l'épistaxis; car, comme le dit M. Bouchard, l'hémorrhagie n'est pas le but auquel tend un travail synergique intentionnel de l'organisme; l'hémorrhagie n'est qu'un accident de la fluxion, qui, si les vaisseaux qu'elle dilate sont fragiles et mal soutenus, répandra du sang. La fluxion, au contraire, n'aboutira pas à l'hémorrhagie si elle s'opère dans un tissu plus dense.

Nous aurions été heureux de pouvoir donner, en terminant ce chapitre, le résultat de nos recherches sur l'état de la muqueuse des fosses nasales chez les malades atteints d'épistaxis à répétition, chez les prédisposés à la tuberculose; voir enfin s'il existe ou non des ulcérations dans les fosses nasales, comme on en trouve dans le reste des voies aériennes; mais notre attention ayant été attirée un peu tardivement sur cette question d'anatomie pathologique, l'examen auquel nous nous sommes livré dans ces derniers temps n'ayant porté que sur quelques malades seulement, a été, nous l'avouons, fait un peu superficiellement, et reste, par conséquent, tout à fait incomplet. Aussi n'avons-nous voulu rien consigner ici à ce sujet, nous réservant de compléter plus tard cette étude. Nous pourrons alors, nous l'espérons, fournir en même temps la statistique dont nous avons parlé plus haut.

PRONOSTIC.

Nous ne nous occuperons ici, de même que nous l'avons fait durant le cours de ce travail, que des épistaxis prémonitoires.

Le professeur G. Sée (1), au sujet des épistaxis de l'enfance et de l'adolescence, s'exprime ainsi : « De même que les ménorrhagies, les flux hémorrhoïdaires, les hémorrhagies nasales ont été considérées comme critiques ou comme la terminaison favorable d'un molimen sanguin. Chez les enfants surtout, l'épistaxis est trop souvent méconnue dans ses effets, les parents l'attribuant aux lois de la circulation normale, les médecins l'envisageant comme le résultat d'une pléthore, négligent cette manifestation morbide qui est l'indice d'une débilitation résultant parfoi d'un développement exagéré, ou de la puberté, ou d'un mauvais régime, et plus encore du travail intellectuel ou de l'onanisme. Ces circonstances, qu'il ne faut jamais négliger de rechercher, et les épistaxis qui en résultent, ne manquent pas d'exercer alternativement sur la santé de l'enfant une influence fâcheuse qui se traduit par tout le cortége des phénomènes de l'anémie. » Comme on le voit, le savant professeur a l'attention éveillée sur ces épistaxis de l'enfance, qui sont, selon lui, l'indice d'une débilitation. Nous partageons entièrement son opinion et ne pouvons rien ajouter de mieux à ce que contiennent ces lignes ; mais, comme le dit Chomel, la rareté extrême des hémorrhagies essentielles doit faire croire au médecin que celle qu'il observe ne soit symptomatique. M. Hérard pense même qu'un long intervalle peut s'écouler entre les hémorrhagies et les signes de la phthisie, sans que pour cela les rapports de la subordination de ces deux phénomènes

(1) Martineau. Art. Epistaxis. Dict. de Méd. et de chir. prat., t. XIII, p. 671.

soient en aucune façon modifiés. Cela ne prouve qu'une chose, c'est que les lésions pulmonaires seront restées longtemps bornées à la période purement congestionnelle. Du reste, ajoute Andral (1), qui est encore plus affirmatif, il est un grand nombre de phthisiques chez lesquels l'auscultation et la percussion pratiquées avec soin ne fournissent que des renseignements négatifs.

Aussi le pronostic *immédiat* sera-t-il bénin, excepté dans des cas exceptionnels où l'hémorrhagie peut inquiéter ; mais le pronostic *éloigné* d'une certaine gravité, la tuberculose, pouvant apparaître après un laps de temps plus ou moins long chez les sujets qui ont présenté dans l'enfance ou dans l'adolescence des épistaxis fréquentes, sera toujours réservé ; car, comme l'a fort bien fait remarquer Chomel (2), « le rétablissement du malade, à la suite d'hémorrhagies, ne suffit pas pour juger la question, et la sécurité ne peut être entière qu'après plusieurs mois ou même plusieurs années. » Il en sera de même lorsqu'on se trouvera en présence de ces épistaxis ou de ces hémoptysies ou l'une quelconque de ces hémorrhagies que l'on a appelées *supplémentaires*. « Je n'aime pas, dit Pidoux, ces déviations du flux menstruel ; défiez-vous-en. » M. le professeur Jaccoud, qui a cité plusieurs faits de ce genre, est également d'avis qu'on ne doit les accepter qu'avec une grande réserve.

CONCLUSIONS

De l'étude clinique a laquelle nous venons de nous livrer, il découle ces faits :

1° Que les hémorrhagies sont fréquentes dans la tuberculose ;

2° Que de toutes les hémorrhagies, celle de la pituitaire se rencontre le plus souvent ;

3° Que les épistaxis précèdent généralement, et de *long-*

(1) Andral, Clin. Méd., t. IV, p. 173.

(2) Path. gén., page 488.

Bouffé.　　　　　　　　　　　　　　3

temps souvent, la tuberculose; qu'elles se manifestent quelquefois pendant le cours de celle-ci, mais plus rarement; qu'on les trouve encore, dans des cas infiniment plus rares, à la période de cachexie ;

4° Que l'épistaxis peut coïncider avec l'hémoptysie pendant l'évolution de la tuberculose; qu'elle peut même alterner avec l'hémorrhagie broncho-pulmonaire, et enfin, dans certains cas, être remplacée par d'autres hémorrhagies telles que l'hémorrhagie anale, l'hématurie, etc. (obs. I et II, cl. IV) ;

5° Les hémorrhagies, quelles que soient les muqueuses dont elles proviennent, ont, chez les tuberculeux ou les prédisposés à la tuberculose, un caractère spécial : c'est d'être *à répétition ;*

6° On devra toujours avoir l'attention éveillée lorsqu'on verra des épistaxis se répéter chez un enfant ou chez un adolescent, surtout lorsqu'il sera lymphatique. Dans ces cas, il sera toujours indiqué d'agir comme si l'on avait déjà affaire à un tuberculeux.

Obs. 1 (personnelle). — *Epistaxis prémonitoire* (cl. I).

Poulain (Eugène), 16 ans, tapissier, entre à l'Hôtel-Dieu, le 5 avril 1877, service de M. Hérard, salle Saint-Landry, pour une pneumonie du côté gauche. Convalescence au bout de 10 jours. Mais il y a trois semaines, s'apercevant que la résolution complète ne se faisait pas, qu'on entendait des râles humides au sommet du poumon en avant sous la clavicule, M. Hérard lui fait poser deux cautères.

Ce jeune homme est très-pâle, anémié; il assure avoir eu jusqu'au jour de son entrée à l'hôpital une bonne santé; il se rappelle seulement avoir été atteint depuis l'âge de 8 à 9 ans d'épistaxis qui reviennent encore tous les ans, en été, sans cause appréciable, surtout les jours de grande chaleur; elles sont légères et le malade ne s'en est jamais préoccupé.

Poulain, ayant l'attention appelée sur les saignements du nez, me raconte alors qu'il a une sœur dont les épistaxis sont continuelles : elle a aujourd'hui 26 ans et il y a 15 ans qu'elle saigne aussi du nez :

souvent on ne peut saisir la cause [de son épistaxis; une fatigue, une marche un peu longue, une émotion, etc.

Son père est mort d'une pleurésie; sa mère vit encore.

Etat actuel. — Ce malade présente dans le tiers supérieur du poumon gauche du gargouillement. Il tousse beaucoup. Les ongles sont ranchement hippocratiques.

OBS. II (personnelle). — *Epistaxis prémonitoire* (cl. I).

Le 29 novembre 1876, je montai chez moi vers 4 heures de l'après-midi lorsque je rencontrai le frotteur de la maison assis sur une des marches de l'escalier, pâle, fatigué et ayant une épistaxis. Je le fis entrer, lui donnai un verre de vin, après quoi je l'examinai.

Il me raconta se nommer Adrien Durand, âgé de 17 ans, et n'est que depuis 2 ans à Paris; il vient de l'Auvergne où il est né.

A son arrivée dans la capitale, à l'âge de 15 ans, il fut employé hez un fleuriste où il avait beaucoup de courses à faire. Au bout de 18 mois, voyant qu'il ne gagnait pas grand'chose et qu'il était très-fatigué, il se fit frotteur.

Ce jeune homme est d'une constitution délicate : il est anémique; il déclare se sentir faible et transpire la nuit depuis plusieurs mois. Il a trois frères bien portants, dit-il.

J'appelle son attention alors sur l'épistaxis qui le fatiguait il y a un moment et lui demande si cet accident lui arrive quelquefois. Voilà *trois ans*, c'est-à-dire depuis l'âge de 14 ans, me répondit-il, que je saigne ainsi du nez presque tout l'été et cela avait commencé même à l'époque où j'étais gardien de bœufs (*sic*) dans les montagnes de chez moi (*sic*).

Jamais d'hémorrhagie anale, point d'hématurie antécédente.

A l'examen de la poitrine, la percussion donne en avant sous la clavicule droite une légère submatité, l'auscultation révèle en cet endroit quelques craquements secs. A gauche, rien d'anormal à la percussion : à l'auscultation on entend une respiration très-rude et saccadée, se faisant en plusieurs temps comme si l'air avait un obstacle à vaincre.

OBS. III (personnelle). — *Epistaxis prémonitoire.*

Le jeune P., R., né de parents âgés, lymphatico-nerveux, complexion délicate, pâle, ayant les chairs molles, blanches, a eu depuis l'âge de dix ou onze ans des *épistaxis* fréquentes. Il ne toussait pas;

mais était sujet à des *coryzas* continuels. C'est à peine s'il se passait une semaine sans qu'il en eût un. Ce jeune homme meurt à 19 ans d'une tuberculose à marche rapide.

Les épistaxis ont continué jusqu'au jour où les symptômes thoraciques, s'annonçant par une hémoptysie, ont éveillé l'attention, c'est-à-dire deux mois avant sa mort.

OBS. IV (personnelle) — *Epistaxis prémonitoire.*

Mlle P..., 19 ans, habitant un des plus beaux boulevards de Paris, a eu pendant plusieurs années de suite depuis l'âge de 11 ans des épistaxis. Celles-ci n'étant pas très-abondantes, on ne s'en est jamais inquiété jusqu'au jour où une hémoptysie vint alarmer la famille. La jeune fille n'avait jamais été auscultée avant cet accident; mais dès ce jour, on reconnut les signes d'une phthisie commençante. Respiration saccadée, craquements secs : ceux-ci deviennent bientôt humides; la malade eut alors une seconde hémoptysie; deux mois plus tard il en survint une troisième et la malade meurt au bout de sept à huit mois à dater de la première hémoptysie, phthisique dans toute l'acception du mot.

OBS. V (personnelle) — *Epistaxis prémonitoire* (cl. I).

Debaune (Virginie), 28 ans, cuisinière (depuis 4 ans seulement) entre dans le service de M. Hérard, à l'Hôtel-Dieu, le 31 mars 1877, salle Sainte-Monique, lit n° 16, pour un *gros rhume*, selon son expression.

Cette malade, frêle, anémique, amaigrie maintenant, toujours régulièrement réglée depuis l'âge 16 ans, ne présente comme maladie antérieure qu'une rougeole qu'elle a eue dans son enfance. Elle n'a jamais été positivement malade; mais elle est sujette à s'enrhumer l'hiver.

Aux vendanges de 1867, elle était en train de cueillir des raisins lorsqu'elle fut prise subitement d'une épistaxis qui dura presque une journée et qui coulait goutte à goutte. A partir de ce moment elle remarqua qu'elle était souvent atteinte de saignements de nez; mais jamais ceux-ci ne furent aussi abondants que le premier.

État actuel. — Souffle caverneux au sommet du poumon droit : à gauche, matité et craquements humides dans la fosse sus épineuse.

Le 7 ou 8 mai, gonflement graduel du ventre; péritonite tuberculeuse. Amélioration au bout de 5 semaines.

Pas d'hémoptysie; jamais d'hémorrhagie anale.

OBS. VI (personnelle). -- *Epistaxis prémonitoire*. (cl. I.)

4 fois dyssentérie en quelques années précédées d'épistaxis. Tuberculose.

Le nommé François Carrière, âgé de 32 ans, boulanger, tempérament nervoso-sanguin, bien musclé, entré le 6 octobre 1877, à l'Hôtel-Dieu, service de M. Hérard, salle Saint-Landry, lit n° 30.

Cet homme se plaint de tousser beaucoup et fait remonter le commencement de sa maladie au mois de juillet dernier, époque à laquelle il a senti ses forces diminuer; habitué au travail depuis sa jeunesse, il a remarqué que ses jambes étaient plus faibles que d'habitude, le plus léger travail le fatigue. En même temps des sueurs profuses inondaient ses vêtements la nuit.

Depuis le mois de juillet jusqu'au 6 octobre, époque à laquelle il entre à l'hôpital, il a demandé des conseils à un médecin pour son état qui l'inquiétait.

A la percussion, on trouve en avant et à gauche au sommet du poumon comme dans la fosse sus-épineuse du même côté, de la matité et des craquements humides. Les mêmes phénomènes se perçoivent à peu de chose près à droite.

Interrogé sur ses antécédents, ce malade nous apprend qu'il s'enrhumait quelquefois l'hiver.

A l'âge de 16 ans, il a eu des épistaxis nombreuses, l'été surtout; elles se sont répétées à des intervalles rapprochés pendant deux ans de suite et étaient assez abondantes pour faire dire à Carrière qu'elles remplissaient souvent deux assiettes.

Trois ou quatre ans après la disparition de ces épistaxis, il faisait son service militaire lorsqu'il fut atteint d'une hémorrhagie anale assez grave qui dura deux mois. Il avait à cette époque 21 ans.

Trois ans après, vers l'âge de 24 ans, nouvelle hémorrhagie anale qui dura un mois.

A 27 ans, à Nantes, hémorrhagie anale pour la troisième fois. Durée totale 15 jours.

Enfin, il y a 2 ans, il se trouvait à Rouen, lorsque pour la quatrième fois, il fut pris d'hémorrhagie anale. Celle-ci ne dura comme la précédente qu'une quinzaine de jours.

On pourrait croire par ce qui précède que cet homme contracta la dysenterie en Afrique, puisqu'il était au service; il n'en est rien.

Obs. VII (personnelle). — *Epistaxis prémonitoire* (cl. I).

La nommé Maria Mias, âgée de 33 ans, lingère, tempérament lymphatique, constitution débilitée, entrée le 16 octobre 1876, à l'hôpital Saint-Antoine, service de M. Peter, salle Sainte-Adélaïde, lit n° 17.

Epitaxis répétées presque mensuellement depuis l'âge de la puberté. Tuberculose.

Réglée à 17 ans, cette femme n'a jamais eu d'enfants; délicatee ayant beaucoup souffert pendant le siége de 1870-71, elle prit un, bronchite à cette époque qui dura tout l'hiver.

A l'époque du ravitaillement elle eut une hémoptysie légère; elle ne rendit que quatre ou cinq gorgées de sang; la malade, quoique fatiguée, ne s'en préoccupa pas et continua de vaquer à ses occupations.

Il y a quatre ans, c'est-à-dire en 1872, elle fut arrêtée, et bien qu'elle eut toujours toussé depuis sa bronchite, fut obligée, sous l'empire de la faiblesse et de la fatigue qu'elle ressentit à ce moment, de rester à travailler chez elle.

Etat actuel. — La malade a une extinction de voix qui est presque de l'aphonie. A la percussion on trouve de la matité sous la clavicule droite en avant et du souffle caverneux à l'auscultation.

A gauche, gargouillement.

Un renseignement curieux que donne la malade est le suivant :

Depuis la menstruation, elle a remarqué qu'elle saignait du nez souvent « toujours », selon son expression. En la faisant préciser, elle m'apprend que ses épistaxis revenaient plus particulièrement pendant l'été, quelques jours avant l'écoulement des règles. Celles-ci n'en venaient pas moins et tout aussi abondantes; elles n'a jamais eu de dysménorrhée.

La malade paraît tenir, d'après ce qu'elle dit, ces accidents de son père qui y était sujet; il n'était pas phthisique, dit-elle, et fut emporté par une pneumonie (?), ajoute encore la malade, à l'âge de 67 ans. Rien à signaler du côté de sa mère qui était d'une bonne constitution.

Obs. VIII (personnelle). — *Epistaxis prémonitoire.* (cl. I).

Durand (Emile), 42 ans, homme de peine, entré le 16 mai 1877 à l'Hôtel-Dieu, salle Saint-Landry, service de M. Hérard, ayant une bronchite.

Cet homme, amaigri aujourd'hui, présente l'aspect d'individus qui ont souffert : il est pâle, a les chaires molles et il offre à la vue une teinte sub-ictérique.

Il a eu dix-sept frères et sœurs, dont trois seulement survivent. Deux de ses sœurs sont mortes à 21 ans, l'une *phthisique* et l'autre cardiaque, d'après le dire du malade. Une troisième sœur est morte subitement à l'âge de 17 ans. Un frère est également mort à 21 ans, de dysenterie. Les autres sont morts jeunes. Quoi qu'il semble à ce récit y avoir de l'hérédité dans cette famille, le malade assure que sa mère s'est toujours bien portée, qu'elle a succombé à la suite d'une paralysie à l'âge de 66 ans : son père vit encore.

Avant son entrée à l'hôpital, Durand n'a jamais été malade. Toujours placé dans de bonnes conditions hygiéniques, dit-il, (il n'en présente pas l'aspect,) il n'a pas souffert. Il accuse seulement comme antécédents des épistaxis nombreuses depuis l'âge de 7 ans, jusqu'à 12 ; celles-ci coulaient goutte à goutte et on avait de la peine à les arrêter; elles revenaient *fréquemment.*

Depuis cette époque, il n'a pas vu reparaître ces épistaxis, mais a remarqué vers l'âge de 20 ans qu'il éait sujet à s'enrhumer l'hiver.

Enfin, aujourd'hui, l'auscultation de la poitrine permet d'entendre du gargouillement au sommet du poumon gauche, en avant sous la clavicule.

A droite, respiration très-rude, expiration prolongée, craquements secs dans la fosse sus-épineuse.

OBS. IX (personnelle). — *Epistaxis prémonitoire* (cl.).

Levavasseur (François), âgé de 42 ans, plombier, entré à l'hôtel Dieu, salle Saint-Landry, n° 31 (service de M. Hérard), le 4 octobre 1876, ayant une bronchite.

Il y a six ans, en octobre 1870, il eut une hémoptysie qui vint subitement sans efforts. Elle le surprit pendant la marche : elle fut légère car il ne rejeta que trois ou quatre gorgées de sang. Celle-ci s'arrêta seule et cet accident ne reparut jamais.

En août 1875, Levavasseur transpirait beaucoup et se refroidit : la bronchite qui s'en suivit le tint alité 15 jours.

En mars 1876, il eut une seconde bronchite qui dura trois semaines environ ; depuis cette époque le malade ne s'est pas remis, jusqu'au 4 octobre, où se sentant extrêmement affaibli il se décida à entrer à l'hôpital.

Ce malade assure qu'il n'y a jamais eu de phthisiques dans sa famille.

Interrogé sur les saignements de nez, il nous apprend qu'à l'âge de 18 à 21 ans il eut de fréquentes épistaxis, que celles-ci avaient lieu vers la fin de l'été et même au commencement de l'hiver.

A l'examen de la poitrine la percussion donne de la matité en avant sous la clavicule gauche et dans la fosse sus-épineuse ; l'auscultation révèle dans ces endroits, au sommet gauche des craquements humides; à droite, submatité ; respiration rude, saccadée, pas de craque-ments.

Obs. X (personnelle). — *Epistaxis prémonitoire* (cl. I).

Thouvenel (Jean), 27 ans, coloriste, entre à l'hôpital de la Pitié, service du professeur Peter, salle Saint-Benjamin, n° 15, le 7 juillet 1877.

Ce malade a eu il y a trois ans une pneumonie et depuis cette époque jusqu'au jour de son entrée à l'hôpital plusieurs bronchites successives. Pâle, amaigri, ayant les pommettes injectées, ongles hippocratiques. Thouvenel a remarqué que depuis l'âge de 15 ans il saigne du nez tous les ans pendant l'été et au commencement de l'automne. Il est tellement habitué à ce genre d'accident à cette époque de l'année qu'il n'y fait plus attention; les épistaxis n'ont jamais cessé qu'en 1874. Il était alors au régiment et se trouvait au fort de Charenton, lorsqu'une dysentérie qui dura 15 jours vint remplacer les épistaxis; celles-ci reparurent un mois et demi après la guérison de la dysenterie.

Jamais d'hémoptysie.

Etat actuel. — A la percussion, en avant sous la clavicule droite, submatité ; à gauche, rien d'anormal. L'auscultation pratiquée dans ces mêmes régions révèle dans les fosses sus-épineuses l'existence de craquements humides. A gauche, dans la région analogue, respiration saccadée entre mêlée de quelques craquements secs.

Obs. XI (personnelle). — *Epistaxis prémonitoire et concomitante* (cl. II).

Le 28 octobre 1876 je fus consulté par Mlle X***, âgée de 24 ans, Celle-ci pâle, lymphatique, amaigrie, réglée à 16 ans, avait cessé de l'être depuis 5 mois.

Elle m'apprit qu'elle avait eu des épistaxis fréquentes depuis l'âge de 14 ans, jusqu'à 17 ans et demi. Elle était sujette à s'enrhumer l'hiver et avait eu des bronchites légères.

Depuis trois mois elle se sentait plus faible que d'habitude, avait de la dyspepsie et des sueurs nocturnes. Enfin, 8 jours avant de me consulter elle avait eu une épistaxis qui avait duré tout le jour. Je l'examinai et trouvai déjà tous les signes d'une tuberculose en voie d'évolution. Lui ayant conseillé le séjour de la campagne, je perdis de vue cette malade.

Obs. XII (personnelle). — *Epistaxis prémonitoire et concomitante*
(cl. II).

M. L. A.., 30 ans, employé de commerce, très-nerveux, lymphatique, avoue avoir eu dans sa jeunesse des épistaxis, mais ne peut rien préciser à cet égard. Marié depuis cinq ans, il a été atteint de bronchites plusieurs fois et est sujet à s'enrhumer l'hiver. Depuis le mois de mai 1877, il tousse, il a des sueurs la nuit, et la percussion et l'auscultation pratiquées avec soin révèlent les signes d'une tuberculose en voie d'évolution, viz : craquements humides, etc.

Dans la première semaine de juillet de cette année, il a été pris subitement à son travail d'une épistaxis dont il n'a pu arrêter l'écoulement qui se faisait goutte à goutte. Il avait déjà imbibé quatre mouchoirs lorsqu'il rentra chez lui. Là tous les moyens employés par sa femme restèrent vains : l'épistaxis continua ; au bout du 5ᵉ mouchoir (ce qui portait le nombre à 9), il laissa sa tête reposer sur son oreiller, le tacha complètement et s'endormit. Il était alors 4 heures du matin. L'épistaxis durait presque sans interruption depuis la veille à 3 heures de l'après-midi.

Il n'a jamais eu d'hémoptysie.

Obs. XIII (personnelle). — *Epistaxis prémonitoire et concomitante*
(cl. II).

Claessens (Denis), entré à l'Hôtel-Dieu, le 27 juin 1877 service de M. Hérard, salle Saint-Landry n°? (Cette note prise au crayon ne permet pas de lire le n° du lit.)

Homme de peine âgé de 45 ans, Claessen a eu la dothiénentérie à 17 ans : placé généralement dans de mauvaises conditions hygiéniques il est sujet aux bronchites ; il en a eu plusieurs ; une d'elles, dont il fut atteint deux ans après la guerre, fut assez grave.

Interrogé pour savoir s'il n'a pas eu la dysentérie étant au service militaire, Claessens a l'attention appelée sur le sang et me dit de lui-même avoir eu tous les ans depuis l'âge de 12 ou 15 ans des épistaxis qui ne duraient pas très-longtemps mais qui revenaient *fréquemment* et qui coulaient goutte à goutte. Il est tellement sujet à cet accident qu'il n'y fait plus attention ; pourtant, il a remarqué que pendant la dernière poussée phymique (c'est probablement celle qu'il appelle sa bronchite grave,) il a été atteint de plusieurs épistaxis.

L'auscultation pratiquée actuellement ne laisse aucun doute sur la phthisie pulmonaire : on perçoit sous la clavicule droite en avant de la matité et l'auscultation révèle dans cette même région du souffle et des râles caverneux.

A gauche les lésions sont moins avancées.

Obs. XIV (personnelle). — *Epistaxis concomitante* (cl. II). (Service de M. Hérard.— Salle Saint-François n° 8 bis).

Dalpha (Jeanne-Marie), 22 ans, cuisinière, à complexion délicate, peau blanche, a été réglée à l'âge de 20 ans. Elle a fait dans sa jeunesse une grande maladie entre 9 et 10 ans, probablement le dothiénentérie d'après ce qu'elle raconte, car elle se rappelle être restée deux mois malade. Depuis cette époque elle n'a jamais été alitée jusqu'au 14 août 1876 où elle a été transportée à l'hôpital, se plaignant de douleurs très-vives dans le ventre.

Cette femme ne s'est jamais fatiguée, ni n'a commis d'excès d'aucun genre, sa menstruation a toujours été régulière; elle n'a été que soumise à la température élevée à la quelle son état l'oblige. Le diagnostic pelvi-péritonite étant porté, avec des sangsues, cataplasmes et deux vésicatoires à quelques jours de distance, ses douleurs disparaissent au bout d'une vingtaine de jours environ, mais comme elle est très-anémiée elle reste quelque temps à l'hôpital.

C'est alors que frappé par la pâleur de cette malade je l'examinai plus attentivement.

Jeanne-Marie m'apprend que depuis sa convalescence qui date de six semaines, elle est sujette à des épistaxis qui sont tantôt précédées de prodrome viz : bouffées de chaleur au visage, congestion de la face qui devient rouge, etc. Les epistaxis arrivent d'autres fois subitement ; elle ne s'en aperçoit que lorsque le sang coule. Ces épistaxis durent comme nous l'avons dit depuis 6 à 7 semaines et reviennent deux ou trois fois par semaine.

La menstruation n'a été nullement troublée pendant ce temps. Avant d'entrer à l'hôpital, elle n'a jamais eu de bronchite. Mais depuis trois semaines elle tousse ; c'est une petite toux sèche, quinteuse, fatigante.

Etat actuel. — La percussion donne dans la fosse sus-épineuse droite et en avant sous la clavicule du même côté de la matité, rien à gauche.

L'auscultation révèle au sommet droit où ou nous avons trouvé de la matité, des craquements secs, bruit de souffle dans les vaisseaux du cou.

Obs. XV. — (Pidoux, p. 106.) *Epistaxis concomitante.*

En 1838, j'ai vu avec Trousseau une jeune fille de 16 ans, réglée depuis trois, née de père et de mère aujourd'hui encore vivants, et bien portants, et dont les parents eux-mêmes avaient vécu vieux; saisie, au milieu de la plus admirable santé, et d'une santé qui depuis 6 à 8 mois surtout avait pris un nouveau développement, de tous les prodromes d'une fièvre grave avec détermination péri pneumonique dès le troisième ou le quatrième jour. Avant l'apparition des symptômes broncho-pneumoniques, les symptômes avaient plutôt une signification gastrique et muqueuse.   (*Des épistaxis.* étc.)

Obs. XVI (Empis, Traité de la granulie, p. 116).
Epistaxis concomitante. (cl. II).

M. Empis, dans son Traité de la granulie, a noté le fait d'*épistaxis* chez une belle fille, cuisinière, âgée de 24 ans, atteinte de granulie à forme typhoïde. Il s'exprime ainsi :

La malade avait *saigné* plusieurs fois du nez et assez abondamment, ce qui ne lui arrivait presque jamais, 14 juin 1862. — Le lendemain 5, continue l'auteur, elle avait du mal de tête qui occupait principalement les régions sus-orbitaires ; elle avait des bourdonnements d'oreille, la vue n'était pas troublée, les pupilles étaient médiocrement dilatées et bien contractiles ; la malade venait d'éprouver encore une épistaxis.

Obs. XVII (Empis. Traité de la granulie, pages 301 et 303.)
Epistaxis concomitante. (cl. II).

Le 12 octobre 1864, M. Empis reçoit dans son service, à la Pitié, une jeune fille de 21 ans (cette malade était atteinte de granulie) marchande de sabots. Elle n'a pas fait de maladie antérieure à son entrée à l'hôpital. Depuis huit jours, elle a contracté un rhume de poitrine, dit-elle, qu'elle a négligé et qui finit par la fatiguer beaucoup. Elle raconte qu'elle a saigné plusieurs fois du nez depuis huit jours, ce qui ne lui arrive presque jamais dans son état de santé.

Le 14 octobre, nouvelle épistaxis, etc.

OBS. XVIIII. Personnelle (Service de M. Peter).
Epistaxis concomitante. (cl. II).

La nommée Julie Froment, âgée de 20 ans, profession piqueuse de bottines, tempérament lymphatique, constitution délicate. Entrée le 18 octobre 1876, salle Sainte-Marguerite, lit n° 10. (Epistaxis au huitième mois de grossesse. — Tuberculose.

Se plaint de douleurs dans le ventre. Accouchée il y a environ un mois à l'hospice de la Maternité, celles-ci sont dues à une métrite qu'elle a en ce moment.

Primipare ; réglée à 15 ans, mais toujours irrégulièrement, ayan de la dysménorrhée, cette malade a eu une bronchite il y a 8 mois, aquelle dura quatre semaines et fut assez sérieuse.

Comme antécédents, elle n'accuse que des palpitations de cœur, provenant de l'anémie pour laquelle elle a été traitée à différentes reprises.

Interrogée au point de vue de l'épistaxis, Julie Froment dit avoir été prise subitement au huitième mois de sa grossesse d'une épistaxis qui l'alarma beaucoup. Elle ne dura pourtant que dix minutes et eut lieu par suintement.

Depuis sa bronchite, elle ne s'est jamais remise complètement et a continué à tousser de temps en temps seulement et très-légèrement.

Etat actuel. — La percussion ne donne rien d'anormal en avant, il n'en est pas de même en arrière où l'on perçoit une légère diminution de son au sommet et à l'angle externe du poumon gauche. En avant, sous la clavicule, l'auscultation vérifie la submatité perçue en arrière par la percussion et l'oreille découvre un îlot de granulations gros comme un œuf de pigeon où l'on perçoit : 1° les bruits du cœur transmis à l'oreille plus distinctement, c'est-à-dire à travers un parenchyme plus intense ; 2° la respiration saccadée, plus rude qu'à l'état normal, et enfin 3° de temps en temps lorsque la malade respire lentement, trois ou quatre craquements secs très-légers. (Le résultat de cette observation nous a été dicté par le professeur lui-même.)

Obs. XIX. — *Epistaxis terminale*. (cl. III).

Leudet, dans un mémoire paru dans la Gazette médicale de Paris, pages 815-819, année 1859, rapporte l'observation d'une ouvrière en parapluies, âgée de 20 ans, qui eut des hémorrhagies sous-muqueuse, linguale, intestinale, nasale, et dit à propos de cette dernière :

La veille, elle avait eu une hémoptysie ; le 18, à 4 heures et demie, épistaxis qui se répète pendant presque toute la journée et nécessite le tamponnement de la fosse nasale gauche. Le 19, les hémorrhagies ne reparaissent pas. Mort le 26 mai 1859.

O s. XX. — (Leudet)*Hémorragie terminale* (cl. III).

Il s'agit dans cet observation d'un fileur âgé de 56 ans dont le début de la maladie ne remonterait qu'à cinq semaines. A partir de ce moment, symptômes de tuberculisation.

Le 18 février 1855, Grivoux (c'était le nom du fileur), après avoir éprouvé quelques coliques, rend une selle sanguinolente de sang rutilant qu'on peut évaluer à un tiers de litre. A la visite du matin coma, face pâle, yeux à demi-clos, quelques soubresauts de tendons.

Mort le 12 février, à 10 heures et demie.

Réflexions. — L'auteur ajoute dans ses commentaires :

Le fait que l'hémorrhagie a eu lieu exclusivement par la voie du tube digestif est encore assez rare, cette variété d'hémorrhagie ne se manifestant le plus souvent que chez les malades qui ont présenté déjà des hémorrhagies par d'autres surfaces muqueuses, celles des bronches ou de la pituitaire.

Obs. XXI.— *Hémorrhagie terminale.*

Leudet cite encore dans l'observation V de son mémoire le cas d'un serrurier nommé Peutel qui, ayant eu durant sa tuberculose des hémoptysies répétées et de longues durées, meurt le 18 janvier 1856, après avoir rendu deux jours auparavant plusieurs selles mêlées de sang rutilant.

Obs. XXII.

M. Hérard et Cornil citent dans leur ouvrage sur la phthisie pulmonaire, page 204, l'observation d'un journalier qui succomba à la suite d'une hémoptysie. Il en avait eu plusieurs avant celle rapportée ici et qui mit fin à ses jours.

Cette observation est elle-même prise dans l'ouvrage de Bayle. Recherches sur la phthisie pulmonaire, obs. IV, page 138). — *Hémoptysie terminale* (cl. III).

Obs. XXIII. — *Hémorrhagie anale prémonitoire. (Hémpotysie concomitante). Tuberculose* (cl. IV).

Grenet (Eugène), 36 ans, tanneur, entre à l'hôpital le 16 octobre 1876, salle Saint-Landry, service de M. Hérard, se plaignant de tousser beaucoup.

Il y a 3 semaines, c'est-à-dire vers la fin de septembre environ, il travaillait lorsque tout-à-coup il sentit une démangeaison à la gorge, et presque en même temps survint une hémoptysie qui dura de 4 à 5 minutes. Quelques jours avant cet accident, il avait été voir un médecin auquel il raconta qu'il était faible, qu'il sentait ses forces diminuer et qu'il suait beaucoup, la nuit surtout.

Grenet toussait depuis trois mois lorsqu'il s'est décidé à entrer à l'hôpital.

Etat actuel. — La percussion, à droite en avant, sous clavicule et dans la fosse sus-épineuse donne de la matité. Rien d'anormal à gauche.

L'auscultation révèle au sommet droit une respiration très-rude et des craquements secs : à gauche, rien d'anormal si ce n'est une respiration plus exagérée.

J'appelle alors l'attention de Grenat sur les épistaxis : il assure ne pas se souvenir d'un tel accident ; mais l'idée du sang lui fait revenir à la pensée qu'il en a rendu par l'anus à trois reprises différentes, pendant une quinzaine de jours chaque fois. Il fait remonter cet accident à seize mois avant l'apparition de l'hémoptysie.

Il donne encore comme renseignement qu'ils sont 6 frères et sœurs et que trois d'entre eux sont morts du carreau à l'âge de 5 ou 6 ans.

Obs. XXIV. — *Hématurie prémonitoire* (cl. IV).

Alexandre Morrin, 33 ans, tonnelier, entre à l'hôpital le 20 octobre 1876, service de M. le professeur Richet, suppléé à ce moment par M. Le Dentu; il se plaignait de voir son testicule gauche augmenter de volume. Cet homme, amaigri, pâle, n'a pas les muscles développés quoique faisant un métier assez rude. Interrogé sur ses antécédents, Morrin nie tout accident syphilitique, il ne porte d'ailleurs aucune trace de cette diathèse : mais il raconte être le dixième enfant sur quinze qu'ont eus ses parents.

Il s'est toujours bien porté jusqu'au mois d'avril 1876, où il fut pris subitement étant au théâtre d'une envie impérieuse d'uriner, (il n'avait pas de blennorrhagie), qui le força à quitter la salle. Mais quell ene fut pas sa surprise lorsqu'il fut sorti de ne pouvoir se satisfaire. Il se rendit aussitôt chez lui en voiture et là, après beaucoup de peine et un assez long moment, ajoute-t-il, il passa du sang entremêlé de caillots.

Le lendemain, il ne lui restait qu'un peu de faiblesse et l'urine revint normale.

Au mois de juin, c'est-à-dire trois semaines après les accidents apparus au théâtre, le malade eut une seconde hématurie qui se répéta une vingtaine de jours après au commencement de juillet.

Enfin 4 mois s'écoulèrent lorsqu'au mois d'octobre apparut la 4 hématurie : cette fois le malade effrayé vint réclamer les secourts de l'art.

Le diagnostic qui au premier moment pouvait rester suspendu entre un tubercule syphilique ou tuberculeux, devient certain devant les manifestations tuberculeuses des sommets où l'on perçoit du gargouillement à gauche en avant sous la clavicule et dans la fosse sus-épineuse du même côté. A droite, subinalité sons la clavicule en avant, et dans la fosse sus-épineuse où l'ausculiation révèle quelques craquements humides.

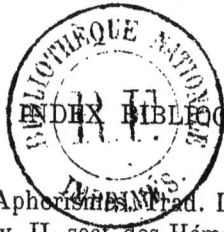

INDEX BIBLIOGRAPHIQUE.

HIPPOCRATE. Aphorismes. Trad. Littré, sect. V.

HOFFMANN. Liv. II, sect. des Hémorrhagies.

BAYLE. Recherches sur la Phthisie pulmonaire.

FRANK. Pathologie interne.

ESQUIROL. Dict. des Sciences médicales.

FLEURY. Compendium de Médecine pratique, t. III.

CHOMEL. Leçons de clinique médicale. 1837.

ROCHOUX. Dict. en 30 vol., t. XII.

LOUIS. Recherches sur la Phthisie pulmonaire, 2e éd.

ANDRAL. Clinique médicale, t. IV.

BARTHE. Archives de Médecine, t. V. 1839.

BRIERRE DE BOISMONT. Méd. pratique, liv. III. Paris, 1842

MONNERET. Arch. gén. de Méd., 5e série, 1854, t. III.

GUITRAC (E). Traité de Path. et de Thérap. méd.

LEUDET. Gaz. Méd. de Paris, 1859.

LENDRIN. Traité de Méd. pratique.

SORRE. Epitaxis; sa valeur sémiotique. Th. d'inaug. 1862.

EMPIS. Traité de la Granulie.

HÉRARD et CORNIL. Traité de la Phthisie pulmonaire.

GIRAUD. Un chapitre de la Phthisie. 1868.

BOUCHARD. Pathogénie des Hémorrhagies. Th. d'ag., 1867.

PIDOUX. Etudes générales et pratiques sur la Phthisie.

TROUSSEAU. Clinique Méd., t. I.

SIMON. De l'Action nerveuse dans l'Hémorrhagie spontanée. 1874.

GUENEAU DE MUSSY. Clin. Méd., t. I.

JACCOUD. Pathologie interne.

GÉNIE. De l'Epistaxis Thèse de doct.

A. PARENT, imprimeur de la Faculté de Médecine, rue Mr-le-Prince, 31.

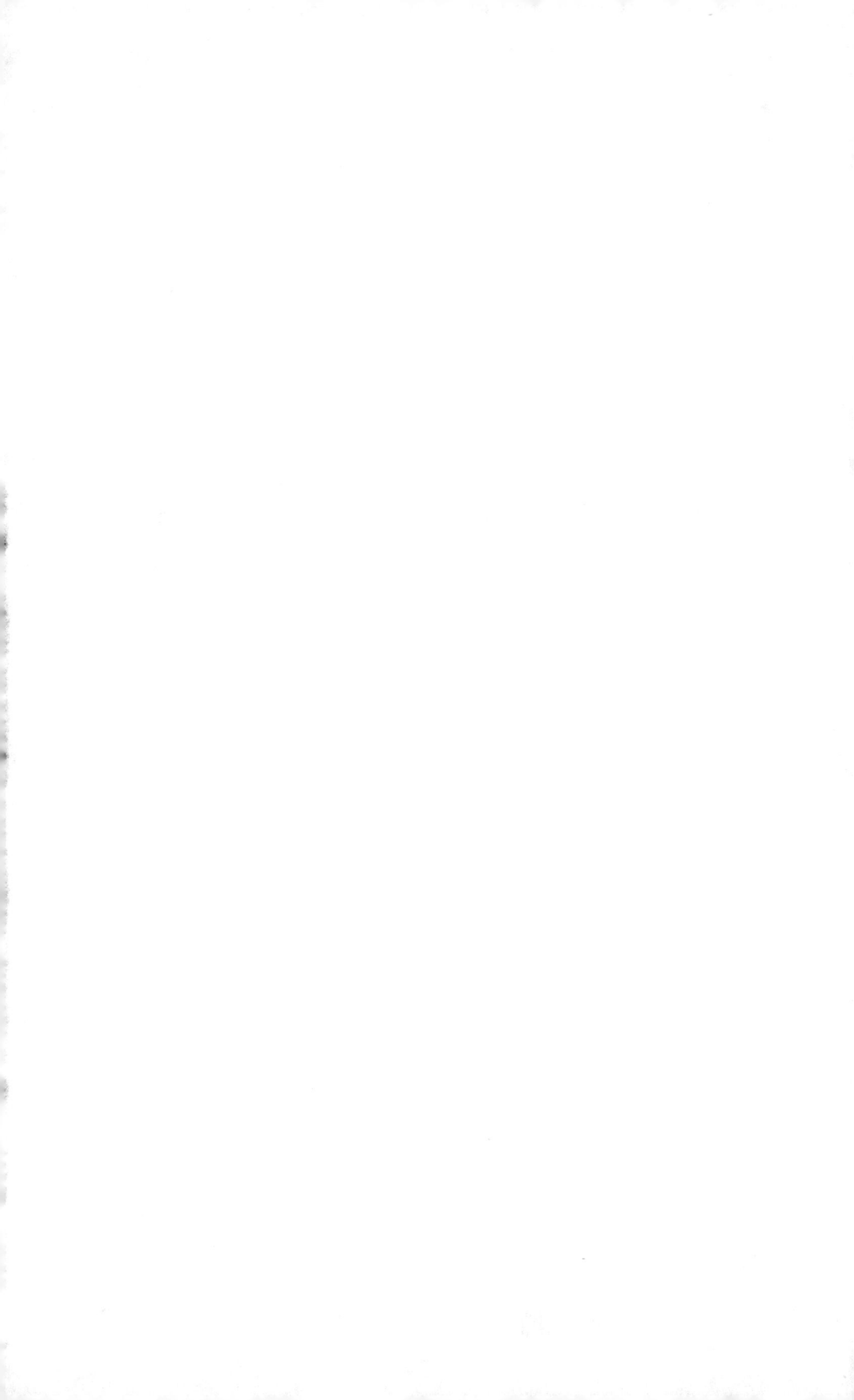